Réponse.

T¹⁵¹ₑ
172

RÉPONSE

A L'ÉCRIT INTITULÉ :

DU SYRMAÏSME,

OU

DE LA PURGATION

PAR HAUT ET BAS,

Par un VÉTÉRINAIRE, Ami de l'humanité.

Avec cette épigraphe : *Multùm in parvo.*

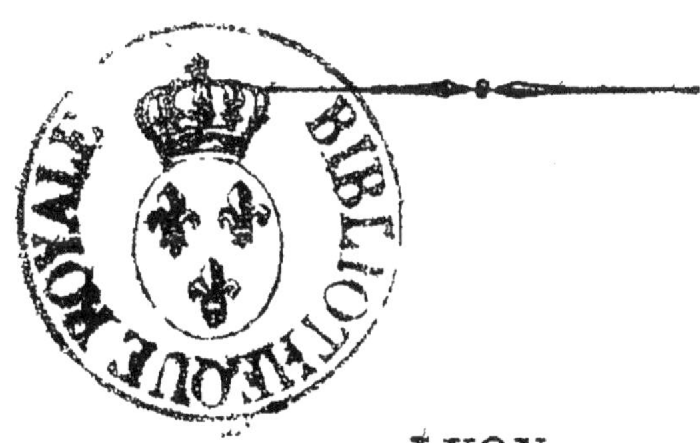

LYON,

IMPRIMERIE DE BRUNET, PLACE ST.-JEAN, N° 3.

M. D. CCC. XXVI.

RÉPONSE

A L'AUTEUR DU SYRMAÏSME.

Un ami de l'humanité, tel est le titre qu'il se donne, vient de faire une brochure intitulée : *Du Syrmaïsme* ou *de la Purgation par haut et bas*, avec cette épigraphe : *Multùm in parvo* ; ce qui veut dire, si je ne me trompe, *beaucoup de choses dans un petit écrit*. Après avoir lu cette mince brochure, qui ne dépasse pas 15 pages, je n'ai pu disconvenir qu'elle ne renfermât, en effet, *beaucoup de choses*... Dirai-je utiles, vraies ou même vraisemblables ? non, car ce serait mentir. Je laisse à l'auteur le soin de les qualifier lui-même. Mais j'ai été étonné qu'ayant des connaissances en médecine, il parlât du célèbre Galien, comme pourrait le faire un homme étranger à cet art. Selon lui, la doctrine médicale de Galien a pesé sur l'espèce humaine pendant un grand nombre de siècles. Pour cela, je le crois : ses successeurs n'avaient point son mérite, et incapables de corriger ses erreurs, ils se traînaient servilement sur les traces de leur maître.

S'il faut l'en croire : « *Galien prit dans Hippocrate ce que ce grand homme avait de plus défectueux* » (p. 6). N'y prit-il que cela ? On le croirait en lisant ces mots ; mais il semble difficile qu'un esprit comme celui de Galien ait su faire la distinction du bien et du mal, et qu'après cela, chose inconcevable, il ait rejeté ce qu'il y avait de bon, et adopté ce qu'il y avait de pire dans les ouvrages du Prince de la Médecine.

(4)

Je suis sûr que M. R.* (c'est, dit-on, l'initiale
du nom de l'auteur), ne le croit pas ainsi. Dans
un moment d'humeur, on va toujours un peu
plus loin qu'on ne voudrait. Et puis, à parler
franchement, ce n'est pas tant à Galien qu'il en
veut qu'à un de ses modernes sectateurs, dont le
plus grand tort n'est pas d'être galéniste, mais
d'être simplement humoriste. On devine bien
qu'il s'agit ici de M. Leroy.

Préoccupé de cette idée, M. R.* nous dit en
quoi le système de Galien était défectueux, et il
se trouve qu'il péchait précisément en tout ce
qu'il a de commun avec celui du restaurateur de
la doctrine de ce grand médecin. Il n'est pas dit
un seul mot des véritables erreurs dans lesquelles
il était malheureusement tombé.

On serait tenté de croire que n'osant faire
asseoir M. Leroy sur la sellette, il a évoqué l'om-
bre de Galien, afin de comparaître pour lui de-
vant son tribunal. On se tromperait toutefois ;
car si les premiers coups sont portés à celui-ci,
il le quitte bientôt, et, à trois pages de là, il
saisit M. Leroy pour ne plus le quitter, et ne
finit sa brochure que lorsqu'il pense que son ad-
versaire a succombé sous les coups redoutables
qu'il vient de lui porter.

Galien rapportait, comme Hippocrate, les
maladies aux intempéries des quatre premières
qualités, le chaud, le froid, le sec et l'humide;
mais, contre le sentiment d'Hippocrate et des médecins de l'antiquité, il rapporta aussi à ces qualités les causes des maladies et les vertus des remèdes. Une cause produisait une maladie, parce
qu'elle était chaude ou froide, sèche ou humide;
les remèdes qui y convenaient guérissaient, parce

qu'ils avaient un degré de chaud ou de froid, de sec ou d'humide opposé à cette cause.

Ainsi, toute la pratique se ramenait à des idées familières, simples et commodes, qui favorisaient la paresse et cachaient l'ignorance des praticiens. Fixés à des idées par lesquelles ils croyaient pouvoir expliquer tous les phénomènes ; ils étaient persuadés que toute la science de la médecine se réduisait à de tels principes.

Si l'observation et l'expérience leur présentaient des inductions opposées à ces principes, ils avaient recours à des distinctions, à des interprétations et à des subtilités, pour concilier ou pour éluder les difficultés. Resserrés dans les bornes d'un système, ils y ramenaient toutes les connaissances qu'ils pouvaient acquérir dans la pratique de la médecine; les lumières qu'ils y portaient étaient obscurcies par les erreurs qui abondent nécessairement dans une doctrine dont les principes sont faux, ou insuffisans, ou trop étendus.

Mais toute fausse qu'était cette partie de la doctrine de Galien, son extrème simplicité lui fit des partisans, et c'est pour cette raison qu'elle a été si généralement suivie, et qu'elle a conservé son empire pendant tant de siècles.

« Enfin, comme le dit M. R.*, après 3oo ans
» de recherches anatomiques et d'expériences
» physiologiques, il a fallu que l'esprit humain,
» fatigué de l'inutilité de ses recherches, recon-
» nût et rejetât en masse le fatras des hypothè-
» ses dont il s'était affublé, pour que l'*humorisme*
» *fût enfin expulsé à jamais des théories médi-*
» *cales.* Alors seulement le galénisme a été ren-
» versé pour toujours » (p. 7).

Qui ne croirait que le galénisme, dont parle M. R.*, ne fût précisément celui dont je viens de donner une idée. Sa fausseté est si palpable, qu'on a de la peine à concevoir qu'il ait fallu 300 ans d'études et d'observations pour le renverser.

Eh bien ! ce n'est pas du tout de ces absurdités qu'il est parlé dans la brochure. Je l'ai déjà dit, M. R.* est l'antagoniste du chirurgien Leroy, et il a trouvé plaisant de lui donner un soufflet sur la joue de Galien.

Mais comment faire pour que celui à qui il était destiné en ressentît quelque douleur ? Rien de plus facile. Le système de Galien est tombé en discrédit ; mais dans ce système tout n'était pas erreur. Cet homme, qui fut le plus grand médecin de son siècle et le restaurateur de la médecine hippocratique, avait adopté des vérités sans lesquelles il serait inconcevable que son système eût pu se soutenir si long-temps.

Ce sont ces vérités dégagées des erreurs qui les offusquaient que M. Leroy a adoptées, et ce sont encore ces mêmes vérités que M. R.* a attaquées, pensant sans doute qu'elles se trouvaient comprises dans l'arrêt de proscription rendu contre l'ensemble du système par les médecins modernes.

Ecoutons-le : « Galien entreprit de rallier tout
» ce qu'on savait au temps où il vivait, sur la
» science de la santé et des maladies, aux quatre
» humeurs cardinales admises par Hippocrate.
» *La santé fut pour lui l'équilibre de ces humeurs ;*
» *la maladie fut la surabondance, la pénurie,*
» *l'altération de l'une des quatre ou de toutes ;*
» *les maladies furent sanguines, bilieuses, pi-*
» *tuiteuses ou atrabilaires ;* les indications cura-

» tives furent d'atténuer , de délayer , de rafraî-
» chir, d'échauffer, d'évacuer le sang , la bile ,
» la pituite ou l'atrabile. De là , deux classes de
» médicamens , les uns *altérant* les humeurs ,
» c'est-à-dire, les restituant à leur état normal ,
» sans provoquer d'évacuations ; les autres *éva-*
» *cuant*, c'est-à-dire , expulsant les humeurs vi-
» ciées ou surabondantes » (p. 6.).

Voilà ce que l'auteur de la brochure blâme, parce que tel est , à peu près , le système de M. Leroy sur la cause des maladies , bien qu'il borne aux seuls évacuans , les remèdes propres à les com-battre. Décidément M. R.* est ennemi déclaré de « l'humorisme, qu'il croit *expulsé à jamais des théories médicales* » (p. 7). Et cependant il con-vient, une ligne plus bas , « *que des médecins* » *éclairés attribuent encore les maladies aux* » *humeurs* ».

Si ces médecins admettent une telle erreur , ils ne sont donc pas éclairés; et s'ils sont éclai-rés, comment se fait-il qu'ils admettent une telle erreur. Il faut nécessairement opter. Mais puisque M. R.* convient qu'ils sont éclairés, je ne veux pas le contredire. Cependant il faut qu'il convienne aussi que le système admis par des hommes de l'art qui jouissent d'une certaine ré-putation ne saurait être absurde.

Les maladies ne viennent pas des humeurs ! et d'où viennent-elles donc? M. R.* aurait-il fait quelque découverte contraire à toutes les obser-vations des plus célèbres médecins ? N'est-il pas prouvé que toutes les maladies proviennent d'un vice dans la quantité ou la qualité des fluides (je n'ose dire des humeurs) du corps humain? Jusqu'à présent il est inoui qu'un malade ait été guéri d'une affection quelconque autrement que par évacuation , saignée , résolution óu métathèse , ou encore par la modification qu'un habile médecin sait opérer dans ces humeurs , par l'usage des absorbans , des adoucissans , des calmans et de mille autres remèdes qui en changent la qualité.

Si la médecine *physiologique* dont parle M.R.* opère autrement , il faut que ce soit une science essentiellement différente de celle dont je m'étais fait une idée. Je lui demanderai donc *ce qu'il entend par médecine physiologique*. Et en attendant sa réponse , je lui dirai que quelque importantes que soient les découvertes faites en physiologie , elles ont bien pu modifier la science médicale en quelques points , mais non opérer une subversion complète de ses principes.

Les humoristes accusent les humeurs d'être cause de tous les dérangemens qui surviennent dans la santé, Les médecins modernes ont crû voir dans le sang la source de la plupart de nos maux , et par suite ils ont pensé qu'en le répendant , le principe morbifique s'écoulerait avec lui.

Mais quelle que soit la divergence d'opinions des uns et des autres à cet égard; je crois qu'ils s'accordent tous en cela que les fluides seuls produisent tous les désordres pathologiques qui nécessitent l'emploi des moyens curatifs.

M. R.* paraît être de la secte des Solidistes que je croyais éteinte. Aussi , ce n'est pas sans surprise que j'ai lu le passage suivant , qui semble établir une opinion contraire à celle qui est généralement adoptée. C'est toujours en exposant la partie défectueuse du système de Galien, qu'il regarde comme digne de réprobation.

« La cause prochaine des maladies, dit-il, étant
» placée par Galien dans les humeurs, *les solides*
» *n'étaient lésés que par l'impression exercée sur*
» *eux par les fluides ;* pour guérir, il fallait avoir
» en vue l'état des fluides, et ne point s'inquié-
» ter de celui des solides, lequel étant toujours
» secondaire, cessait nécessairement après l'a-
» mélioration de l'état morbide des humeurs ».

Ainsi donc, M. R.* pense que ce sont les solides qui agissent sur eux-mêmes et sur les fluides. Je sais que cela peut arriver quelquefois. Par
exemple, le choc d'un corps étranger, une bles-
sure, une chute causent de vives douleurs ; mais
on peut dire encore que c'est par le moyen d'un
fluide, celui qu'on nomme *nervin*. Cela est tellement vrai, qu'il n'est pas un élève de chirurgie
qui ne sache qu'on peut faire de profondes inci-
sions, des opérations très-douloureuses, sans que
le patient s'en aperçoive, lorsque par accident
le nerf se trouve coupé au-dessus de la partie sur
laquelle on opère.

Il en est de même à l'égard des vaisseaux san-
guins lorsqu'ils se trouvent trop dilatés par la
chaleur ou resserrés par le froid. La circulation
du sang n'a plus lieu comme dans l'état naturel,
et ce changement subit peut avoir les suites les
plus fâcheuses et même causer la mort. Mais en
général, il est certain que toute altération des
solides qui n'a pas une cause extérieure provient
des fluides. Ceux-ci sont le principe du mouve-
ment et de la vie, mais ils le sont aussi de l'iner-
tie et de la mort quand ils pèchent, soit par leur
quantité, soit par leur qualité.

Cette loi ne s'étend pas seulement aux animaux ; elle régit encore la nature inanimée. Les

montagnes ne courent pas au-devant des nuages; ces derniers cédant à la force attractive qui les entraîne, viennent se groupper autour d'elles et couronner leur sommet. Lorsqu'ils sont trop chargés de vapeurs, ils crèvent et se répandent en torrens de pluie, qui sillonnent ces hautes montagnes dont ils entraînent au loin les débris.

Venons enfin à la médecine curative, qui est l'objet de la brochure de M. R.* Je remarque d'abord qu'il est singulier que ce dernier donné le nom de *Médecine curative* aux médicamens du chirurgien Leroy.

« Il prit cette fois le Pyrée pour un homme, » a dit le bonhomme La Fontaine. C'est ce qui est arrivé à M. R.*, qui a confondu la science avec les moyens qu'elle emploie. Je n'aurais point relevé cette erreur, si elle ne prouvait que M. R.* n'a point lu la méthode qu'il combat, et que, par conséquent, il n'est point capable de l'apprécier.

Mais peut-être qu'il a des connaissances en médecine qui peuvent suppléer à cette ignorance, et que l'expérience lui a appris que l'effet des médicamens qu'il décrie est funeste aux malades ? D'abord, on ne saurait disconvenir qu'il ne connaisse l'anatomie et la physiologie ; ses écrits l'annoncent assez. Mais il conviendra qu'il y a loin de la structure de l'homme à celle des animaux, comme aussi de la médecine humaine à l'art du vétérinaire.

Que M. R.* nous parle des maladies des animaux domestiques et des moyens de les guérir ; je lirai avec plaisir ses écrits. Mais pour ce qui regarde la médecine proprement dite, il nous permettra de récuser son opinion et d'attendre qu'un homme de l'art nous dise ce qu'il en pense.

Ce n'est pas qu'il n'ait aussi le droit de dire son sentiment comme un autre. Mais il aurait tort de prétendre qu'il doit faire autorité. Qu'il dise sur quoi il se fonde, et l'on jugera s'il a raison ou tort.

Où M. R.* a-t-il pris le tableau effrayant des symptômes produits par ce qu'il appelle la médecine curative ? Les malades qu'il a observés étaient-ils des individus de l'espèce humaine, ou seulement des animaux ? C'est ce qu'il importait de distinguer. Leur organisation est si différente, qu'il n'y aurait rien d'étonnant que l'effet des remèdes ne fût point le même dans les uns que dans les autres.

Si ce sont des animaux qu'il a vus , je n'ai rien à dire, sinon qu'il est admis en médecine , que le médicament qui peut guérir tel animal est mortel pour l'homme , et que celui qui est utile à l'homme, est souvent très - pernicieux pour les animaux.

Si au contraire, M. R.* a observé des malades appartenant à notre espèce , il est à croire qu'ils ne doivent pas être nombreux, car un vétérinaire n'est pas un médecin. Mais admettons qu'il ait connu beaucoup de personnes qui se soient mal trouvées d'avoir pris les remèdes de Leroy. Pourquoi ne pas les nommer ?

Qu'est-il besoin de tant de déclamations contre un système qui serait tombé depuis long-temps , s'il n'eût été édifié sur des faits incontestables. Le chirurgien Leroy cite des faits à l'appui de sa méthode ; contestez - en l'authenticité; citez-en d'une nature opposée ? Il publie les cures qu'il a faites ou que ses remèdes ont opérées; nommez les victimes de ces mêmes remèdes.

Vous nous parlez « *des signes de la maladie* » *produite par l'administration de la médecine* » *curative de Leroy.* » Y pensez-vous, Monsieur? Etes-vous bien sûr de ce que vous dites ? Quoi, la médecine curative donnerait une maladie ! Il me semblait qu'on ne prend point de remèdes quand on se porte bien. On attend pour se traiter d'être malade. Je ne sais si vous en usez différemment ; mais tel est l'usage de toutes les personnes sensées (1). Si donc on ne prend le remède Leroy que quand on est malade, ce n'est pas ce remède qui cause la maladie.

Ce que c'est que la prévention ! M. R.* se croit tellement sûr que la médecine curative cause une maladie; qu'il n'hésite pas d'en dire le nom ; c'est, s'il faut l'en croire, une *entérite phlegmoneuse.* C'est une terrible chose qu'une *entérite!* et si je ne savais qu'il la nomme ainsi *improprement,* je craindrais déjà d'avoir une *entérite.*

Du reste, on est fort heureux d'en être quitte pour une *entérite;* s'il est vrai « qu'un médecin » célèbre ait dit, avec raison, que la médecine » curative *est un poison* donné à une dose qui » en diminue l'activité » (p. 8).

Voilà qui est vraiment épouvantable. *Que de gens empoisonnés en France par ce remède! Que de gens qui se sont suicidés et qui jouissent*

____

(1) Je sais qu'on objectera les remèdes dits de précaution, qu'on prend en bonne santé. Mais je soutiens que lorsqu'on prend ces remèdes, on en sent déjà le besoin, ou l'on commettrait une imprudence. On ne les prend que parce qu'on sent en soi le germe d'une maladie dont on veut prévenir le développement. Et, du reste, pourrait-on citer un seul individu qui, ayant pris le remède Leroy par précaution, s'en soit mal trouvé, s'il l'a fait conformément à la méthode ?

depuis d'une bonne santé ! J'en connais bien quelques - uns. Et combien d'autres se suicideront de la même manière et avec le même succès ! Il faut pourtant en convenir : M. R.* en sera un peu la cause. Car s'il est capable d'effrayer les simples, il est quelquefois assez rassurant, et cela sans s'en apercevoir. On en jugera par ce qui suit. Il avance (p. 8) sur *la foi d'un médecin célèbre, que la médecine curative est un poison*, et il ne pense pas que quelques lignes plus haut, il a dit « *que les cas où l'on peut y* » *recourir sont rares pour le médecin, plus ja-* » *loux de ne point nuire que d'opérer quelques* » CURES BRILLANTES, *aux dépens d'une foule de* » *malheureux* » (p. 8).

Qu'est-ce qu'un poison auquel on peut recourir quelquefois, quoique rarement, et qui opère des *cures brillantes?* Continuons, et nous trouverons immédiatement après le nœud de cette énigme. « Si l'honnête médecin dont il vient de » parler emploie la médecine curative Leroy, ce » n'est, dit il, qu'*à très-petite dose*, et parce » qu'il est parfois utile de donner, sous un petit » volume, *un agent purgatif* » (p. 8).

Il est donc des médecins qui donnent la médecine curative. Ceux - là ne sont pas de l'avis de M. R.* ; car bien assurément il n'en est point de capables d'administrer sciemment à leur malade un remède qu'ils regardent comme un poison. Mais, dira-t-on, ils ne l'administrent qu'*à petite dose*. Ils font bien si une petite dose suffit ; mais ils ont tort s'ils n'emploient qu'*une petite dose* lorsqu'il en faut *une plus forte*. Ils ne font que fatiguer leurs malades sans les soulager. On ne doit jamais donner une dose petite ou forte, il faut la donner dans une proportion convenable aux forces, à la sensibilité et à l'intensité du mal de la personne qui souffre. *Trop* et *pas assez* sont deux extrêmes qu'il faut également éviter : *Il faut ce qu'il faut.*

De ce qui précède, on peut tirer les conséquences suivantes, savoir : 1° que les médicamens de Leroy ne sont point des poisons, puisqu'ils sont administrés par des médecins qui ont à cœur de ménager leurs malades ; 2° que ces médicamens sont employés par eux en qualités d'*agent purgatif*, et non point à titre de poison ; 3° que M. R.* qui n'est point médecin, se trouve en opposition avec des hommes de l'art qui, après tout, méritent, plus que lui, d'être crus en matière médicale.

Voilà de quoi rassurer ceux que la brochure de M. R,* aurait effrayés. Ici, la médecine curative cause des *entérites phlegmoneuses*; ailleurs elle est un *poison* ; enfin, elle n'est plus qu'un *agent purgatif*, et, comme tel, elle opère des *cures brillantes.* Comment concilier tant de contradictions ?

Un malin a prétendu qu'il y avait là de quoi contenter tout le monde. Quelques êtres pusillanimes qui voulaient guérir, et qui n'ont pris les remèdes Leroy qu'avec défiance et sans se conformer à ses prescriptions, n'ont fait qu'accroître leurs maux : *voilà pour l'entérite.* D'autres non moins inconséquens et plus malheureux, ont laissé faire des progrès à la maladie, et n'ont eu recours à la médecine curative qu'à la dernière extrémité, et lorsque les médecins euxmêmes désespéraient de leur salut. Ils ont succombé, et on a attribué leur mort au *poison*, comme s'il y avait besoin de poison pour tuer un homme à l'agonie. D'autres, enfin, mieux avisés, ont lu avec attention la méthode de M. Leroy; ils se sont conformés strictement aux règles qu'il a tracées, et n'ont pas attendu que le mal fût parvenu à son dernier période pour l'attaquer. Ceux-là ont toujours obtenu un *brillant succès*.

Ne peut-on pas dire que l'opuscule de M. R.* est un tissu de contradictions et d'invraisemblances, et que si l'on trouve à telle page une attaque contre la médecine curative, on n'a pas même besoin de tourner le feuillet pour voir son apologie? Que faut-il conclure de tout cela? que M. R.* est un ignorant? non point du tout; ce serait une erreur. Ce vétérinaire écrit bien, et il est habile dans son art. J'ai lu avec plaisir son rapport sur l'épizootie qui a fait des ravages dans ce département. Il parlait alors *ex professo*, et l'on s'est bien gardé de le contredire. Mais il a voulu parler de médecine, et il a tiré des inductions de quelques faits isolés qu'il avait mal observés, et il a dû se tromper, et j'ai cru devoir signaler ses erreurs que bien de gens peu habitués à réfléchir, auraient regardées comme autant de vérités. S'il écrit de nouveau, il observera mieux; il ne se contredira point, et je conviendrai qu'il a raison.